Elisabetta Piermé Boï

MEDITECOOLHEURE La merveilleuse approche méditative en couleurs !

Elisabetta Piermé Boï

MEDITECOOLHEURE La merveilleuse approche méditative en couleurs !

Éditions Vie

Impressum / Mentions légales
Bibliografische Information der Deutschen Nationalbibliothek: Die Deutsche Nationalbibliothek verzeichnet diese Publikation in der Deutschen Nationalbibliografie; detaillierte bibliografische Daten sind im Internet über http://dnb.d-nb.de abrufbar.

Information bibliographique publiée par la Deutsche Nationalbibliothek: La Deutsche Nationalbibliothek inscrit cette publication à la Deutsche Nationalbibliografie; des données bibliographiques détaillées sont disponibles sur internet à l'adresse http://dnb.d-nb.de.

Coverbild / Photo de couverture: Provided by the author

Verlag / Editeur:
Éditions Vie
ist ein Imprint der / est une marque déposée de
OmniScriptum GmbH & Co. KG
Bahnhofstraße 28, 66111 Saarbrücken, Deutschland / Allemagne
Email: info@omniscriptum.com

Herstellung: siehe letzte Seite /
Impression: voir la dernière page
ISBN: 978-3-330-72155-5

SOMMAIRE

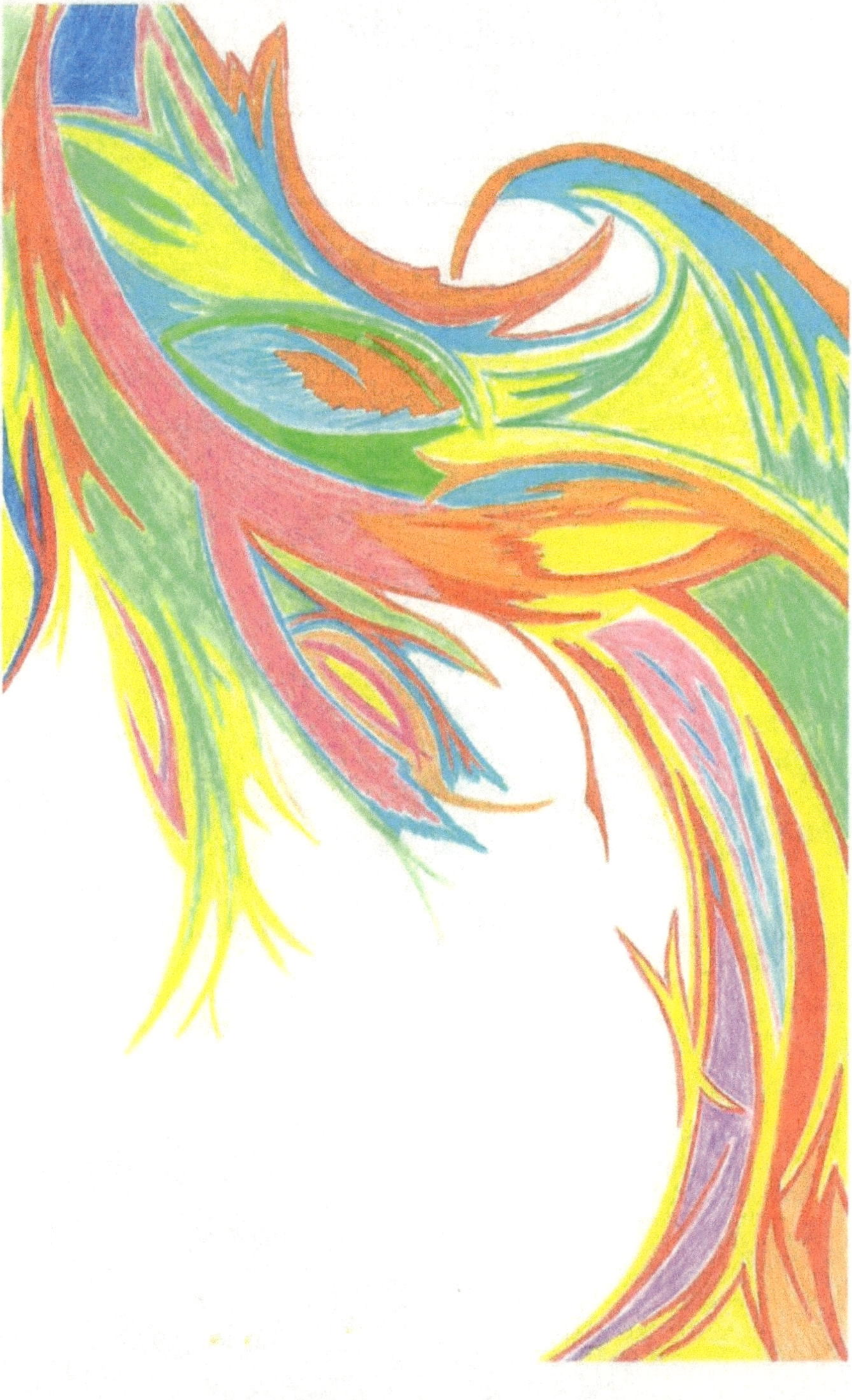

Histoire d'une rencontre …

Il fait doux, depuis la fenêtre de la cuisine, le soleil lèche les restes du goûter qui nous régale à chaque retour d'entraînement du judo. La trousse de crayons de couleur et le bloc de papier, placés sur un coin de la table, annoncent la parenthèse calme avant le rituel du bain. Mon fils s'installe à mes côtés pour me dessiner notre chat Caramel. Il y a dans l'air, la clarté du moment précieux, unique que nous aimons tous les deux partager, chaque mercredi après-midi. Cette présence, ce bonheur en moi du lien d'amour indéfectible avec Tout ce qui s'exprime dans ma vie, me remplit d'une émotion de gratitude infinie. Portée par le délice de cet instant, je me pose, transcende l'appartement, mon rythme de vie infernale, les brouhahas intérieurs perdent la voix.

Je laisse les couleurs m'indiquer le chemin de la liberté.

Depuis, la vie m'a donné maintes et maintes occasions de me rappeler la beauté, la bonté et l'extraordinaire pouvoir de bien être que cette rencontre m'a révélé ce mercredi printanier. Quelques décennies se sont écoulées, la rencontre et moi, nous nous sommes apprivoisées. Je lui reste fidèle et elle me ravit par l'intimité heureuse qui nous unit.

Pour vous, j'ai mis des mots sur cette mise en œuvre intérieure et tout naturellement, affinité après affinité, ce cheminement qui s'est présenté, saura vous réjouir vous aussi.

Je vous présente avec enthousiasme mon amie que j'appelle

MEDITECOOLHEURE

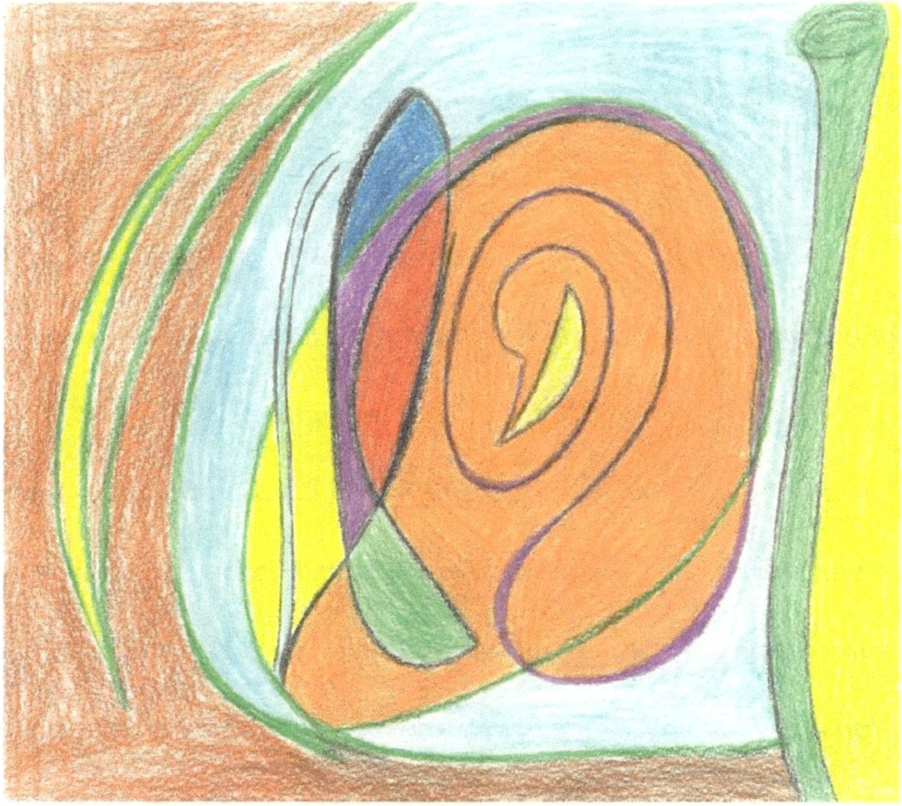

MON INTENTION

La proposition de ce manuel consacré à mon approche méditative originale,

la MEDITECOOLHEURE, est avant tout motivée par le désir de partager.

Je gage que passé l'instant de la découverte, vous apprécierez l'idée de créer un espace de paix dans

votre vie et ce, en toute simplicité. Mon goût de transmettre s'éclaire à la lumière de mon appartenance

à une humanité forte et fragile.

La bienveillance, émotion à la fois apaisée et stimulante, nous unit tous,

nous baigne dans un certain état de gémellité de cœur.

Qu'est-ce que cela vous inspire ?

Je vous souhaite une belle promenade, en relation avec votre enfant intérieur !

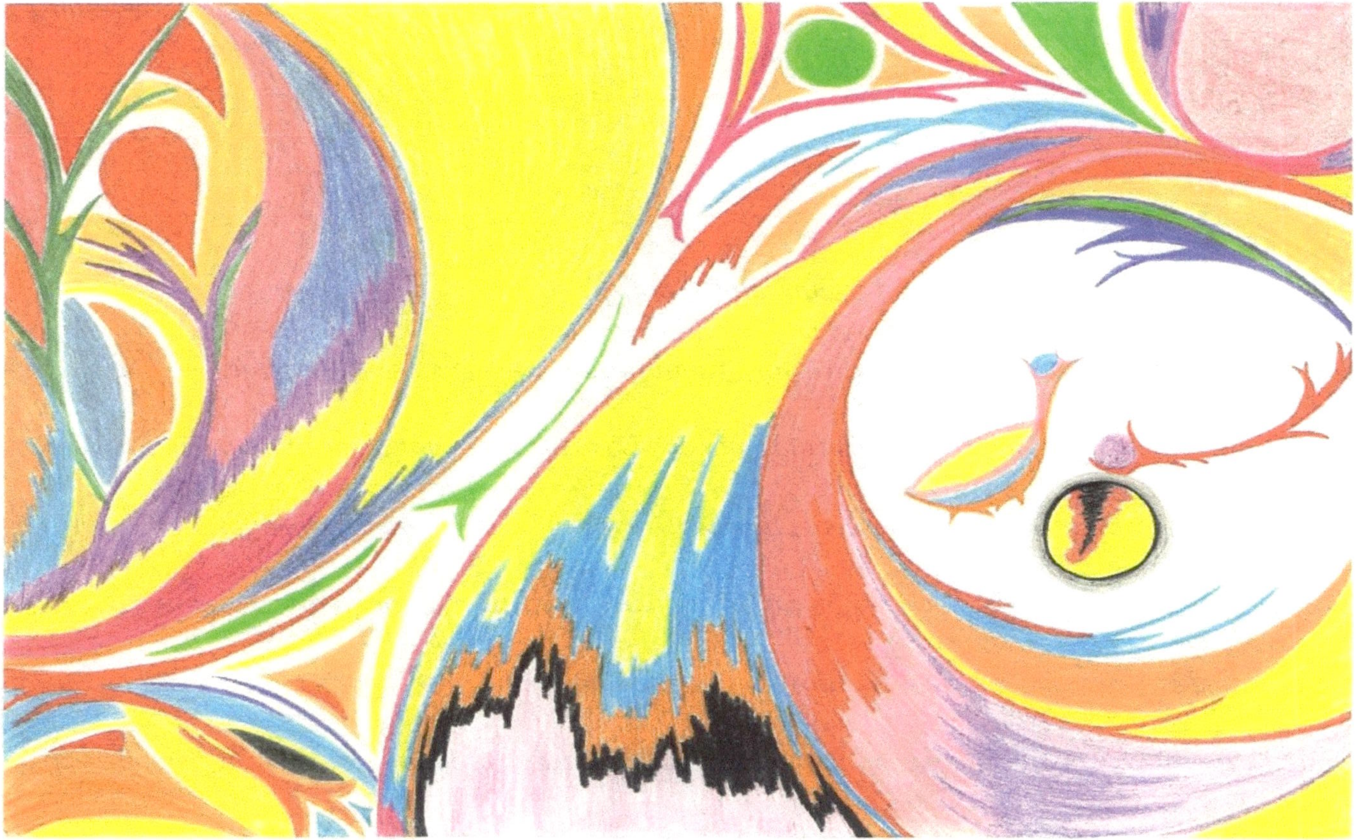

MATERIEL ET POSTURE

Veillez à choisir un lieu où vous pouvez éviter, surtout au début de cette découverte méditative, toute forme de perturbation. Cela signifie qu'il faut éloigner les sonneries, les visites et autres parasitages sonores ou visuels, voire olfactifs ... Si vous souhaitez mettre de la musique, optez pour des morceaux instrumentaux sans mélodie ni paroles ou encore des ambiances douces de la nature. Cependant, le silence peut soutenir favorablement votre espace intérieur. Faites place nette et vérifiez, si vous dessinez sur une table, que votre siège est confortable. Offrez-vous assez de temps, au moins une heure de récréation bienfaisante.

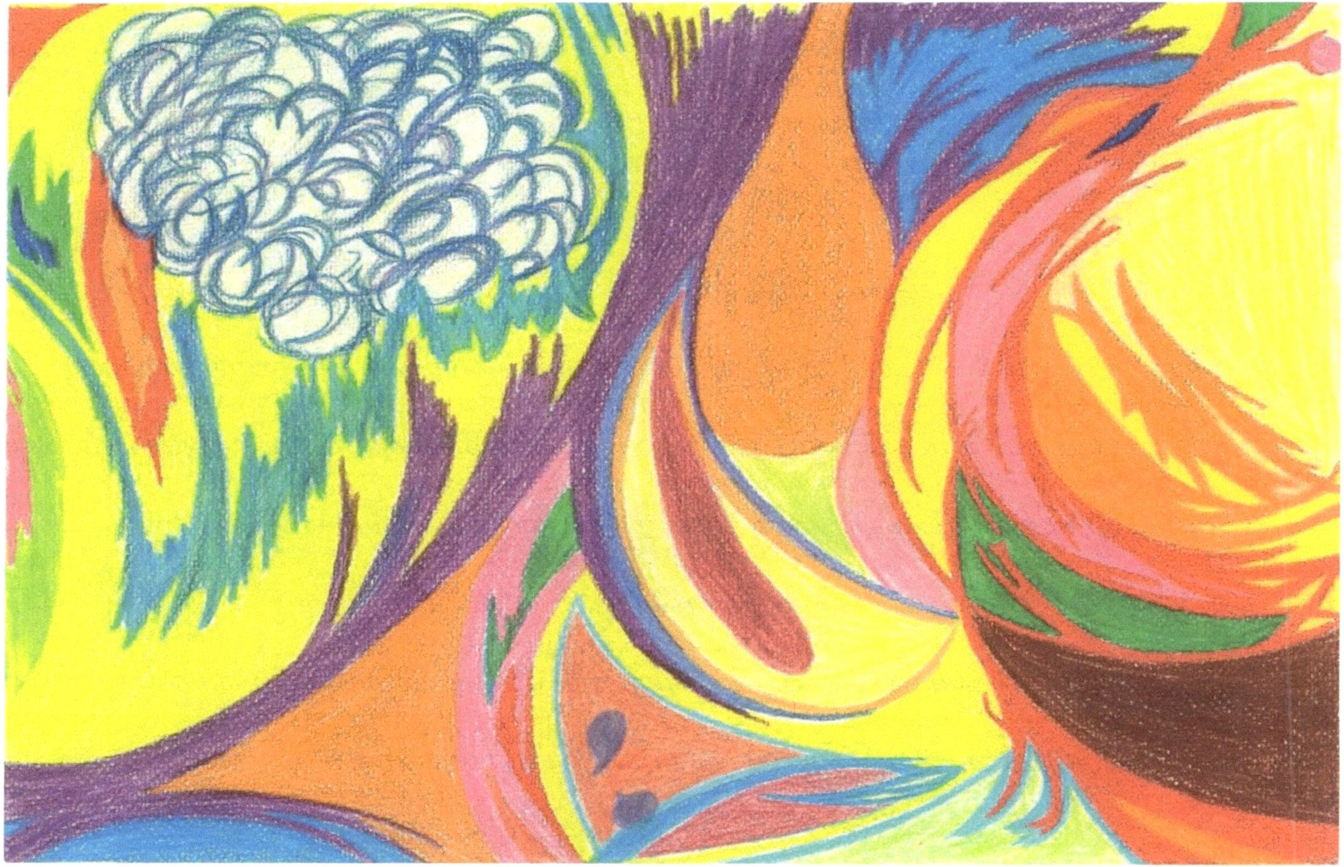

Préférez les grands formats de feuilles dans des nuances de blanc, avec un grammage suffisant qui résistera aux coups de crayons parfois nerveux. Plus votre réserve de crayons de couleurs sera variée, plus vous ajouterez de la liberté à votre ***MEDITECOOLHEURE****.*

Prenez le temps de tailler tous les crayons, et étalez-les sur votre support, à portée de main. N'évincez aucune couleur, car il est possible que ce soit celles que vous aviez mises sur la touche, qui vous conviennent, aimables ... Mélangez-les ! Installez la feuille de papier devant vous, détendez-vous, respirez. Laissez votre curiosité frétiller.

En optant pour l'absolu inattendu vous tirerez le plus grand bénéfice du processus introspectif

MEDITECOOLHEURE. Pouvez-vous choisir de ne pas vouloir *créer ?*

Ne projetez aucune envie ou idée de dessin !

Faites taire votre mental, oubliez tous les cours ou les séances d'art plastique que vous avez connus.

Mettez aux oubliettes toutes recherches de plaire ou faire « bien » ... et après quelques respirations

conscientes, installez-vous dans une posture confortable, poussez

la porte du bien-ÊTRE.

Chut ! C'est à Vous ! Embrassez la paix.

Laissez-vous emmener par le bout du cœur.

Amusez-vous, il est l'heure, LA BONNEHEURE.

Ne réfléchissez pas, votre regard balaye le bouquet de couleurs,

votre main saisit celle qui vous appelle et vous vous abandonnez au geste ample.

Tout doux, le silence s'étend, dans votre berceau intime,

puis il vient couler au-dehors et emplit votre univers tout entier.

Alors, abandonné, le mental au repos, vous sentez la magie opérer.

Un voile s'est levé et à Présent, seule la joie vibre.

Vous vous sentez Bien.

Ce ressenti doux et cotonneux dont émane une légèreté inhabituelle, prend corps et cœur, vous apprivoisez déjà la MEDITECOOLHEURE

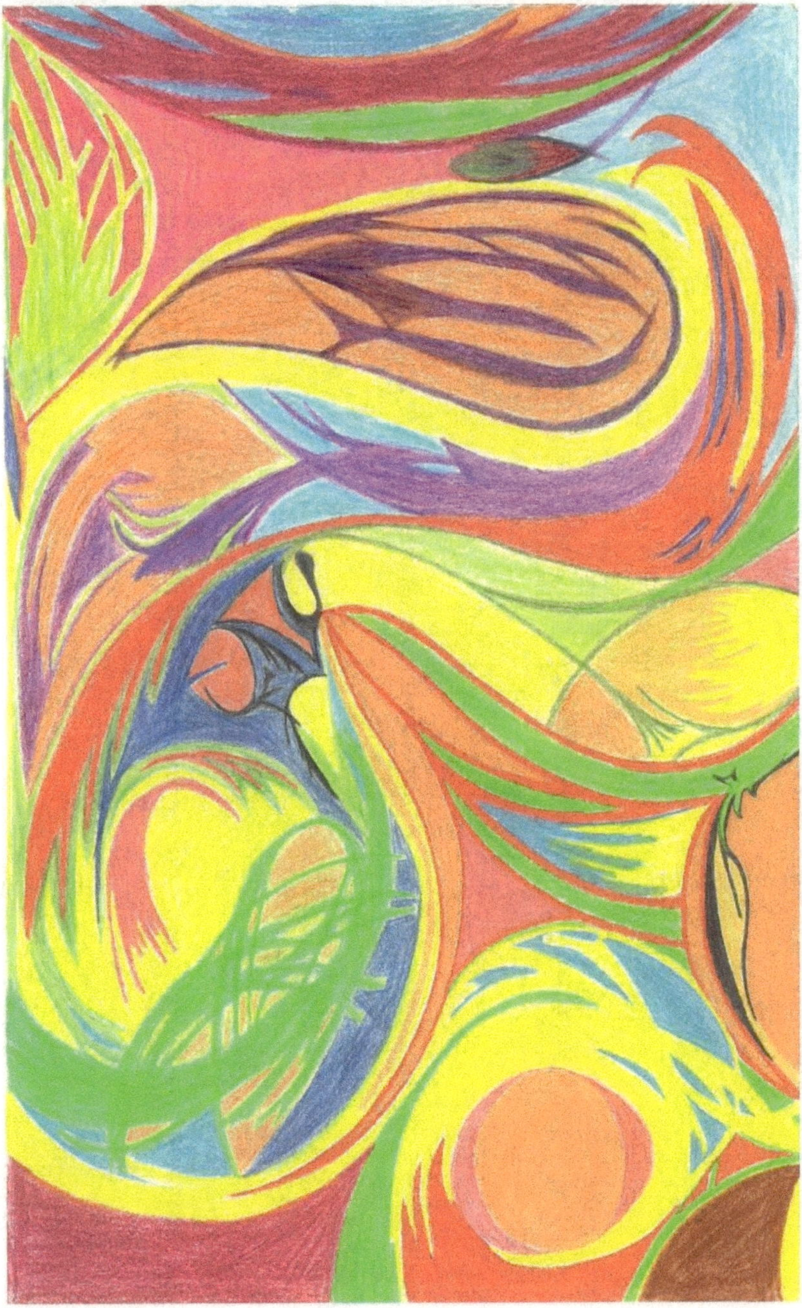

INVITATION

Qu'êtes-vous disposé à découvrir, en accueillant généreusement votre Soi Créatif ?

Que diriez-vous d'ouvrir une parenthèse bienfaisante et gratifiante dans vos agendas, poussé par une seule puissante intention, VOUS AMUSER !

Oubliez toute forme de projet graphique, pénétrez en votre temple intime, confiant.

La MEDITECOOLHEURE

La merveilleuse approche méditative en couleurs !

Voici donc un processus gracieux qui ouvre votre espace intérieur et l'emplit de sérénité.

La MEDITECOOLHEURE, inspirée, créée et proposée à partir de l'une de mes pratiques méditatives, vous séduira sans doute.

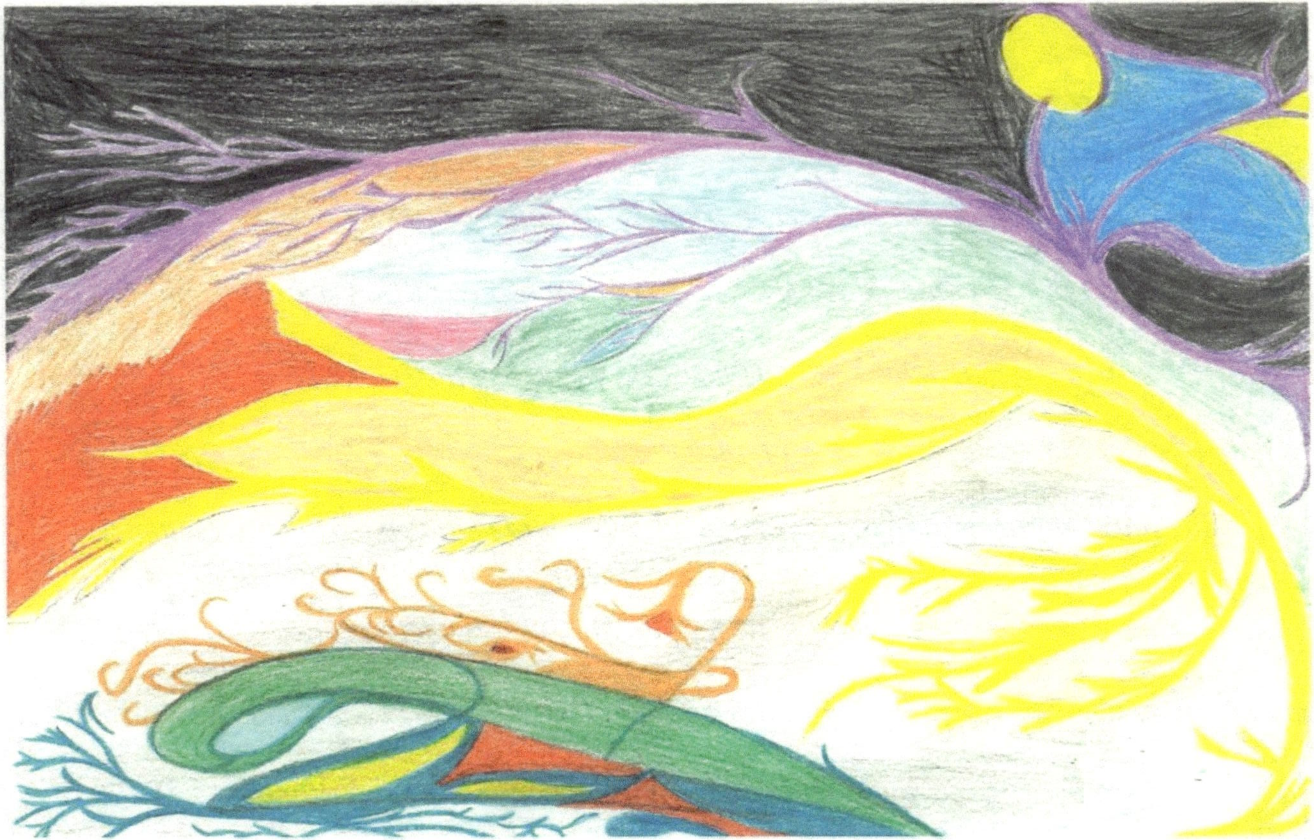

Je souhaite que vous y trouviez l'Energie du lâcher prise et inventiez votre état d'ETRE à partir de cette

source illimitée de création joyeuse et guérisseuse.

Attendez-vous à Vivre des instants de délice et de douceur. Venez découvrir et explorer

les ressources d'un Bien ETRE qui, peut-être, vous effleure déjà ...

La MEDITECOOLHEURE chante à votre cœur, elle appelle à exprimer votre ETRE avec aisance et joie en

puisant dans les ressources infinies de votre Espace Intérieur.

Elle déploie le langage universel qui permet d'entrer en contact avec votre subconscient.

TOUT EST TOUJOURS POSSIBLE, SURTOUT LE MEILLEUR ...

Aimez les surprises, elles seront au rendez-vous !

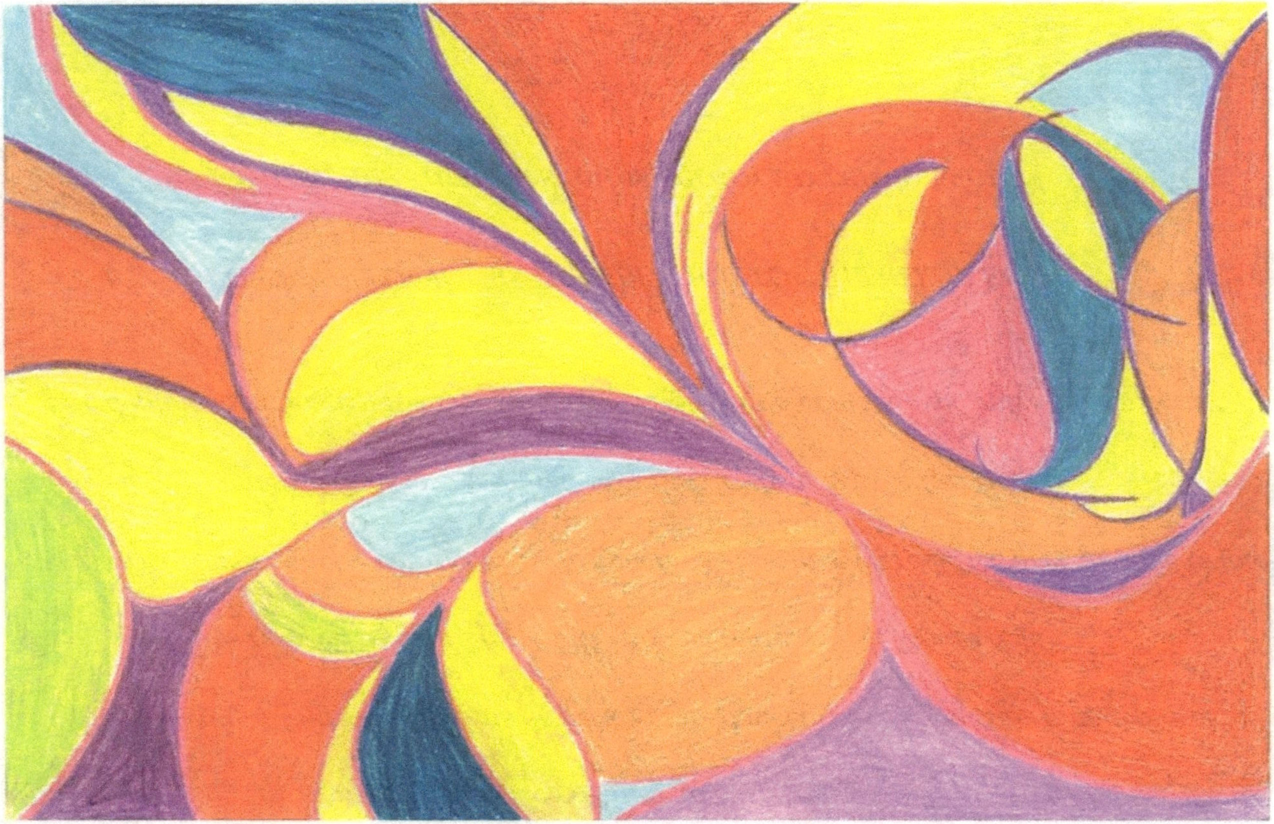

Dans cette posture d'invitation du Soi Créatif, des transmutations d'états émotionnels s'opèrent presque malgré vous. C'est avec la parfaite certitude des effets aimants que produisent invariablement ces merveilleuses récréations méditatives, que je partage mon processus bienfaisant MEDITECOOLHEURE avec vous.

Laissez-vous séduire, laissez-moi vous guider.

Souriez, honorez ce rendez-vous avec vous-même !

Veillez à choisir une attitude naïve,

puis anticipez gaiement les effets caressants de cette pratique.

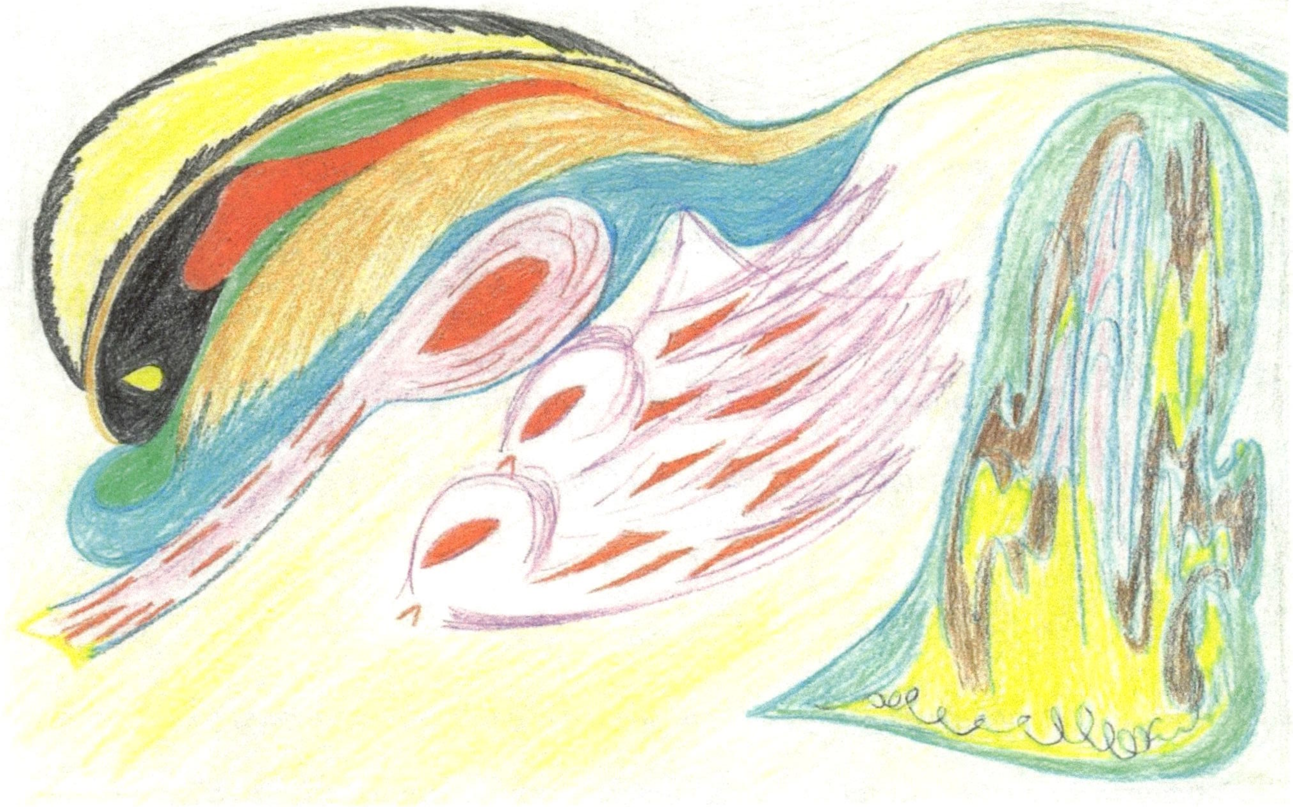

LE POUVOIR DE L'ACCUEIL DE SOI

Accueillez-vous. CUEILLEZ-VOUS !

Retrouvez la joie primesautière de l'enfance. Celle-ci va s'exprimer avec aisance à travers des gestes libérés. Au bout de vos doigts des couleurs, une multitude de couleurs. Elles glissent, chevauchent et épousent la blanche invitation du papier, support de mouvements secs, nerveux ou coulés, bercés par le rythme pacifiant d'une inspiration, suivie d'une expiration. Le souffle suit une vague régulière, juste là, nichée en votre cœur.

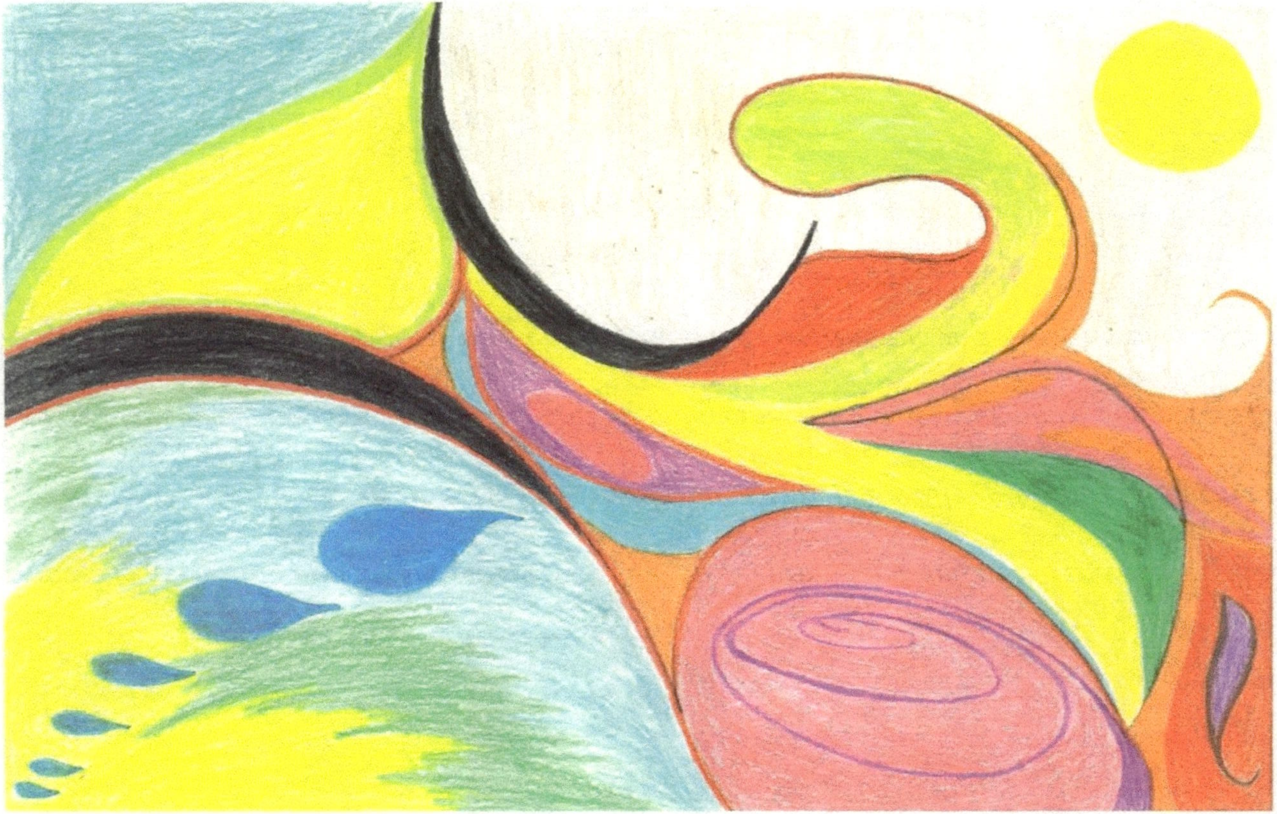

Le mouvement intérieur.

Parfois le trait se délie, se fait plus crissant, plus dense, plus rageur. Appliqué,

il désagrège des nœuds et dépose tout en douceur, les inspirations jusqu'alors retenues.

Quels nœuds ? De curieux liens, contorsionnistes, jusqu'alors cachés, parfois oubliés, voire totalement inconnus, se révèlent soudain. De troublantes péripéties aux nuances de colères, d'angoisses, de craintes, cognent à la porte d'émois enfouis et prennent des couleurs et des formes bien surprenantes.

Mais où donc se logeait ce méli-mélo ... drame ?

Votre part d'enfant explorateur regarde, découvre, s'étonne, sourit et passe par un éventail de ressentis qui oscillent entre l'amusement et l'observation détachée.

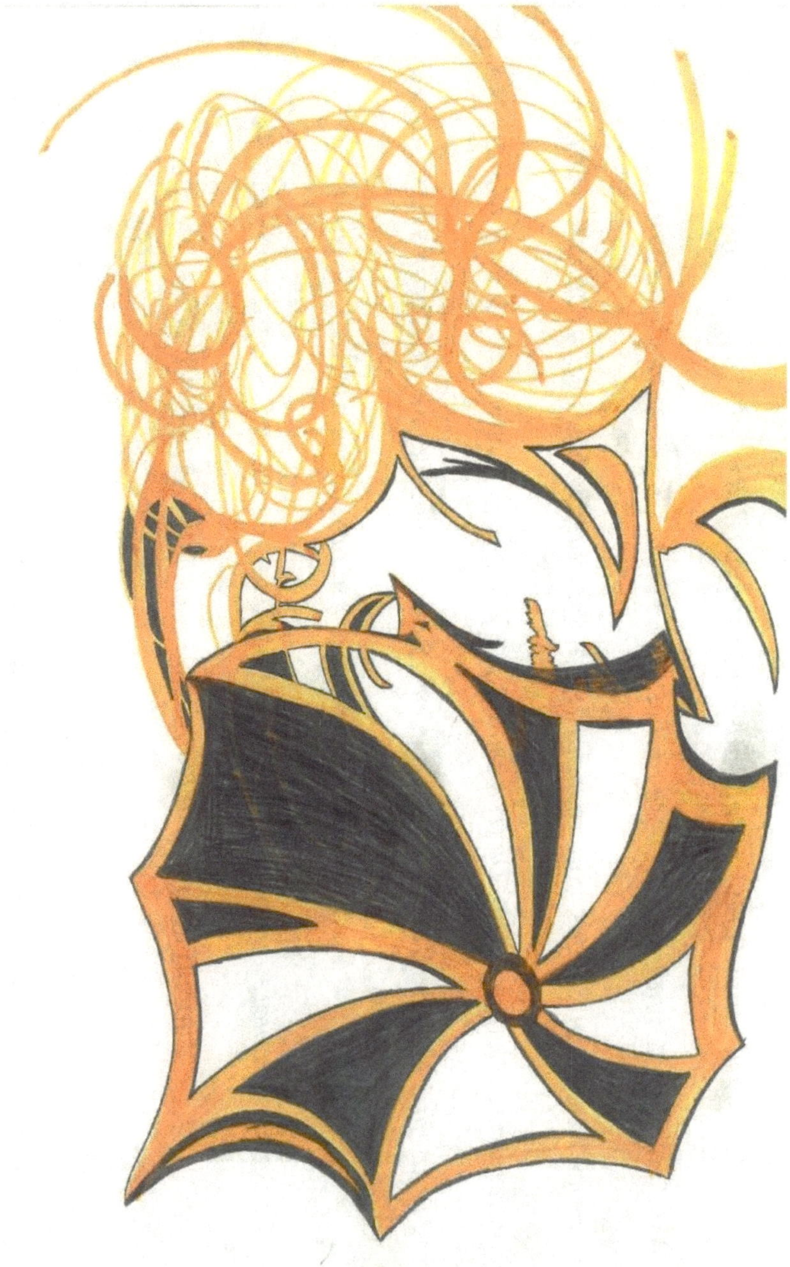

Un jeu de cache-cache avec cette portion de Soi se révèle. Et là, dans les traits de couleur, non dirigés, non préparés, prend naissance une histoire. Votre perception s'abandonne à ce que les couleurs vous proposent. Sans plan de vol préalable, de haltes ou de crochets, le voyage intérieur a commencé, presque malgré Vous. L'aventure chemine en Soi vers une voie de quiétude. Une bulle rieuse vient suspendre le temps. Et l'espace s'ouvre, gigantesque vers un monde d'expressions crayonnées en continu. Surtout ne pas réfléchir, ne RIEN vouloir précisément. Votre part cachée, ombrageuse peut alors raconter. Ou encore l'esprit survolté posera ses vocalises dans un jet de couleurs.

La parenthèse MEDITECOOLHEURE vient d'amorcer un mouvement de libération de l'intérieur. La métamorphose commence à opérer. Le poids s'allège, les crayons de couleurs transforment les traits de douleur en envolées chamarrées.

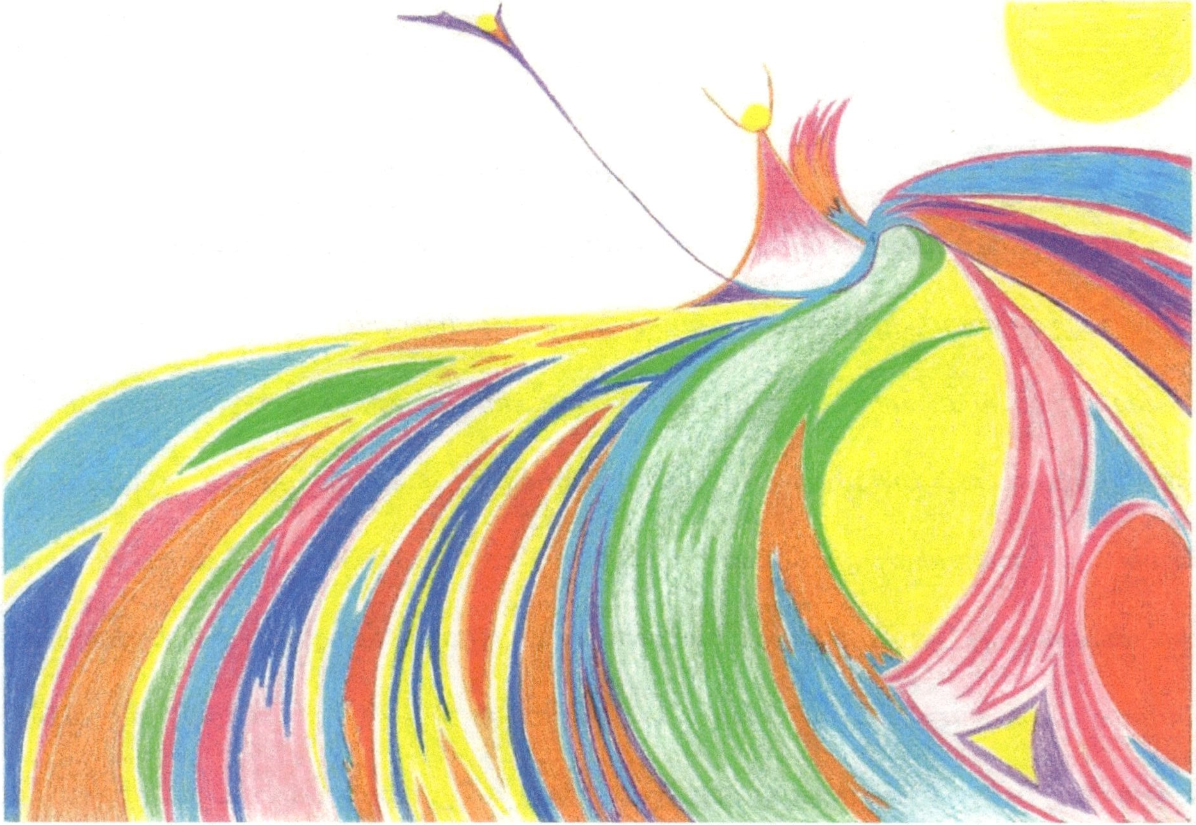

Les pinsons jusqu'alors muets, cachés au plus profond de vous, jouent les troublions, murmurent,

timides, susurrent, puis osent entonner à gorge déployée

une mélodie polychrome, pour célébrer au final, sans retenue aucune,

un concerto de Bien ETRE !

Qu'avez-vous de bon, de beau à vous offrir, là, tout de suite, sinon de vibrer intensément l'Instant Présent ? La sarabande des émotions échappe au corps et à l'esprit et vous embarquez avec confiance pour une aventure nouvelle. De cette excursion, vous reviendrez gai, presque grisé par la paix joyeuse qui vous habitera, une fois les crayons déposés.

Percevez-vous comme une étrange déstabilisation, comme une égratignure au ressenti de stress si familier ? Combien de temps s'est écoulé depuis que vous avez étalé face à vous, la feuille immaculée et saisi les crayons ?

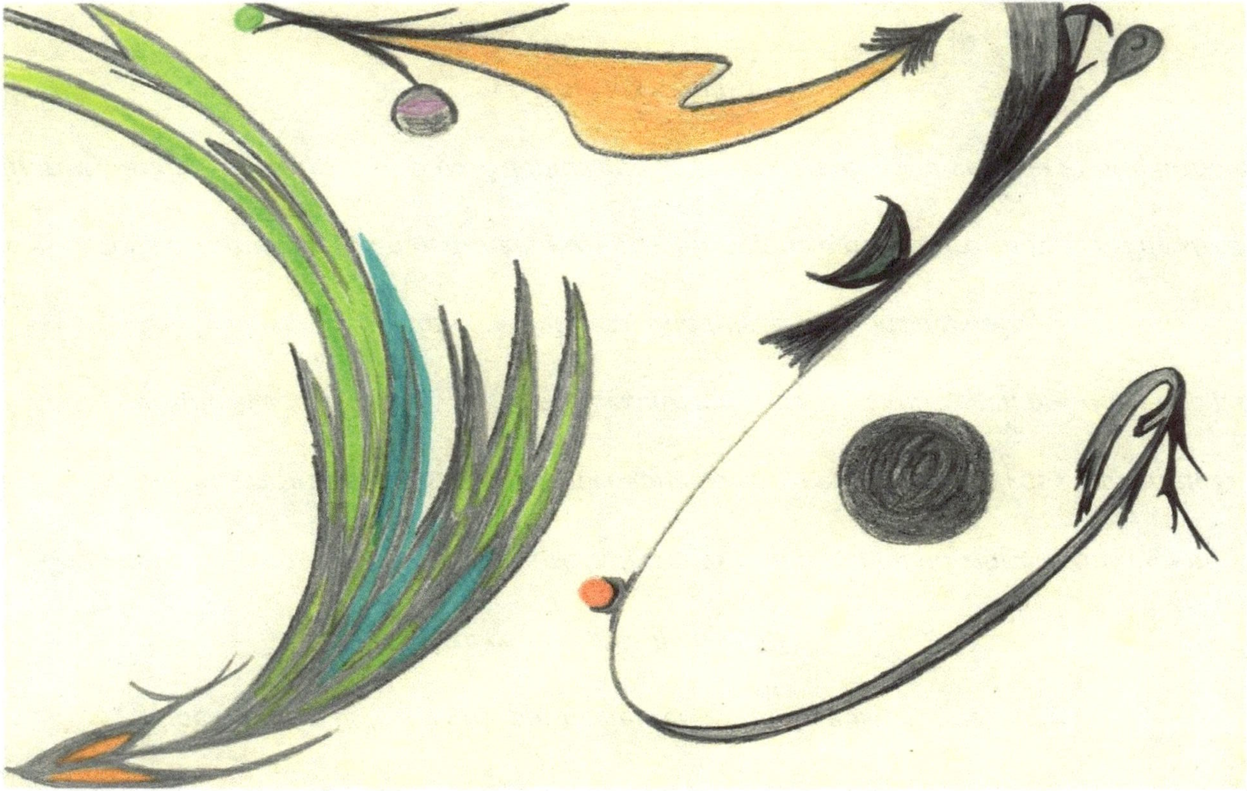

Un ange passe ...

Souriez-vous ? Bravo !

Vous avez contacté votre espace créatif pour votre plus grand bonheur !

La malle aux trésors niche en votre Cœur.

Cet espace unique et original vous appartient, il demeure en vous depuis toujours et demeurera pour l'éternité.

Aussi longtemps que vous viendrez boire à sa source généreuse, il vous réjouira. Si vous choisissez d'emprunter les chemins de la MEDITECOOLHEURE, non pas comme une pratique, un exercice, mais davantage comme une chasse au trésor, vous composerez la partition minute après minute.

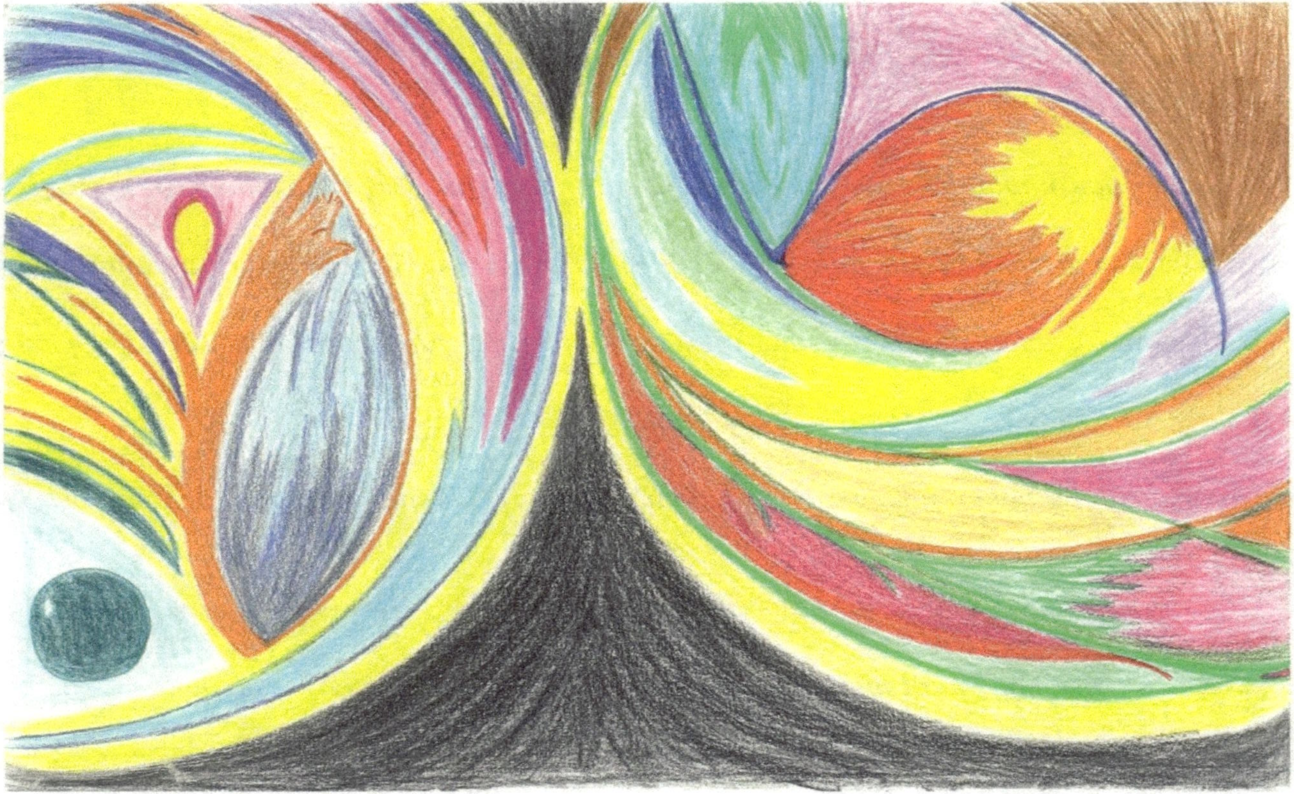

Alors, de manière toujours renouvellée, chaque ballade vous mènera vers un bouquet d'émotions et de ressentis libérateurs, voire guérisseurs. Vous gagnerez en Estime de vous, en confiance, en légèreté, en paix et en joie ! Souvenez-vous que la règle d'or consiste à ne rien penser ou planifier de ce que vous allez dessiner, avant ou pendant le processus. Restez innocent, ouvert, sans attente, sans projection !

Puis, lorsque vous fermerez la parenthèse de la MEDITECOOLHEURE, s'il vous plaît, ne jaugez pas, ne jugez pas, n'étiquetez pas, ne présumez de rien ! Laissez-vous surprendre, séduire et dégustez ce moment d'estime de Soi que vous venez de construire. Sachez apprécier. Donnez de la valeur à cet espace de création intime. Permettez à la joie de demeurer. Reprenez contact avec votre corps à ce moment-là. Comment vous sentez-vous, maintenant ? Notez vos ressentis, gratifiez-vous du plaisir de l'observation calme. Puis, balayez d'un regard détaché votre environnement et cette réalité physique, là autour de vous. Prenez conscience de votre respiration, gentiment, ne forcez rien.

Observez, détendu et reconnaissant.

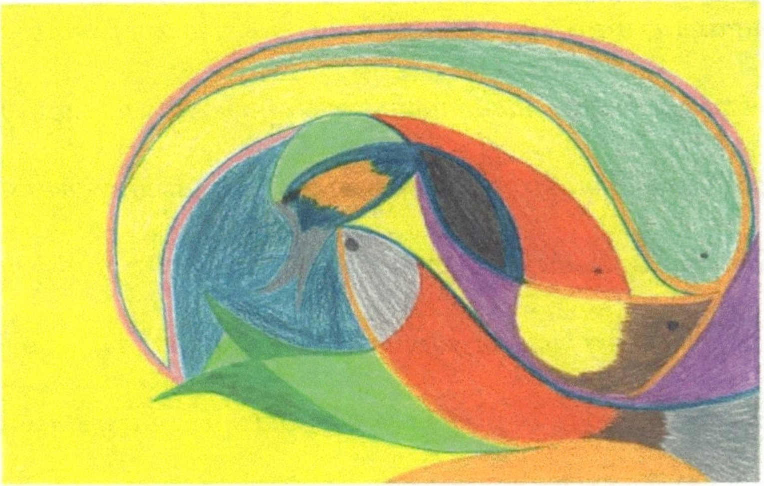

APPRECIEZ-VOUS !

Appréciez le moment présent. La Vie vous veut du Bien, soyez en convaincu.

Et si la Vie est un jeu, alors jouez !

Lorsque vous estimerez la séance écoulée, avec soin, rangez votre création en un lieu propre et accueillant. Que vous estimiez que votre ouvrage soit terminé ou non, éprouvez la gratitude que le processus a généré en vous, à travers sa manifestation singulière et originale.

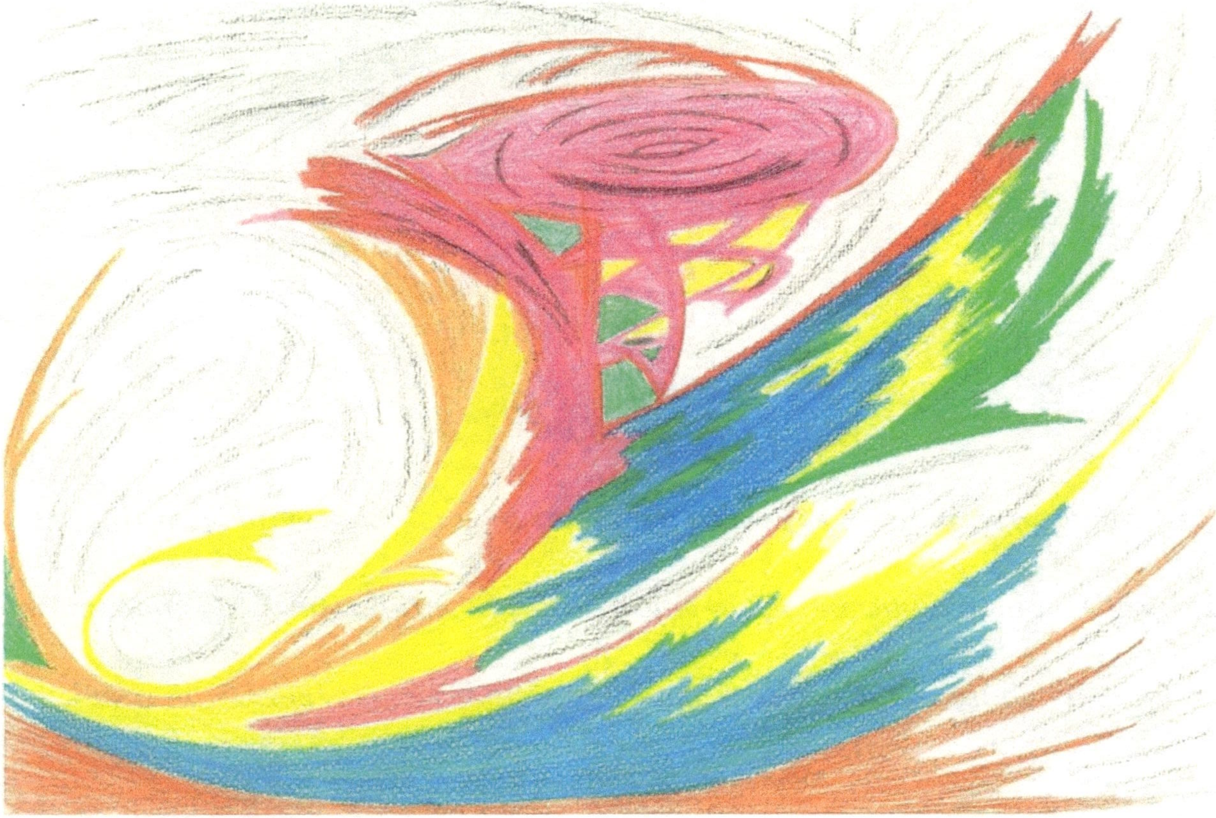

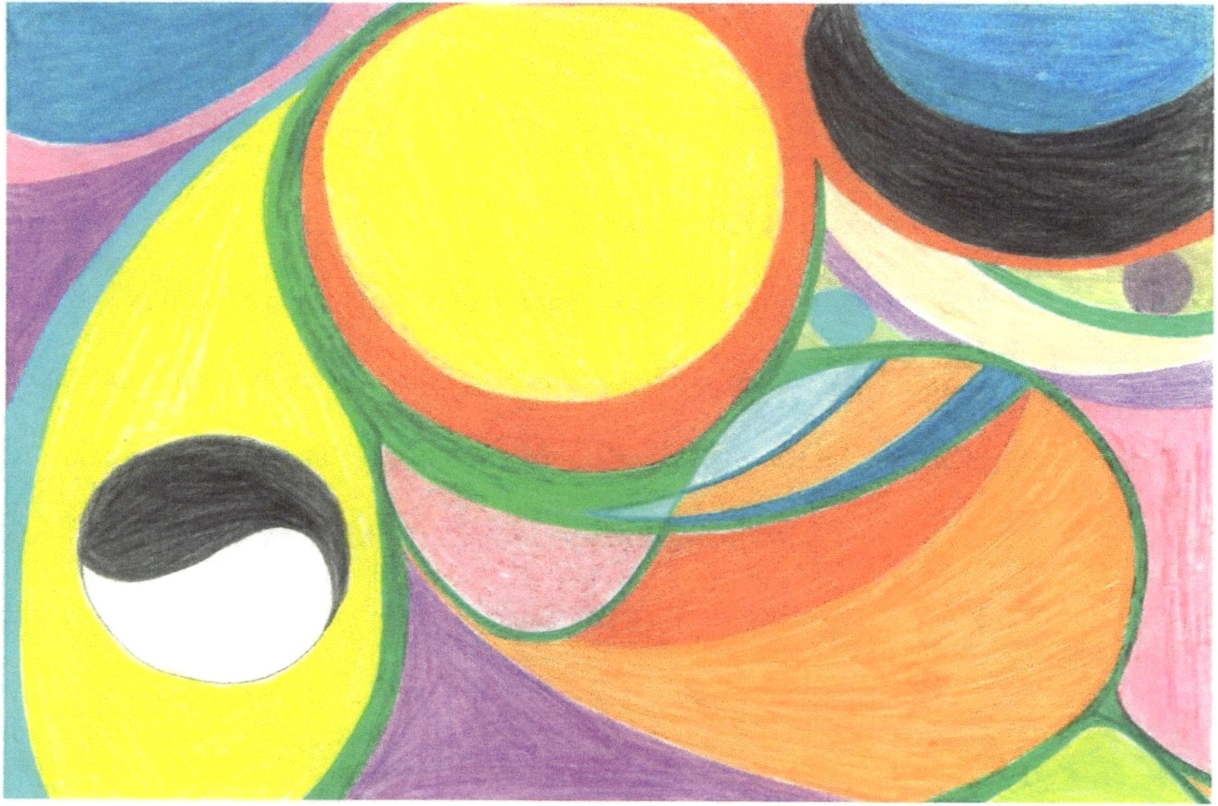

SOUVENEZ-VOUS ...

Il ne s'agit pas d'une technique de dessin ou de la création d'une œuvre d'art.

La MEDITECOOLHEURE impulse la libération d'histoires et de messages que votre subconscient est disposé à livrer ... sans être dirigé, épié ou contrôlé. Et chemin faisant, alors que votre balluchon s'allège, sans douleur, sans heurt, vous constatez à un moment que la peur, la colère, l'humeur maussade qui vous tenaillaient sournoisement, se sont envolées, sans bruit, permettant ainsi à un autre ressenti, ô combien bienfaisant de se révéler à Vous. Ici et maintenant dans une étreinte de douceur, la PAIX vous habite !

Permettez à La MEDITECOOLHEURE de vous soutenir dans l'expression de votre lumière. Dessinez votre unicité !

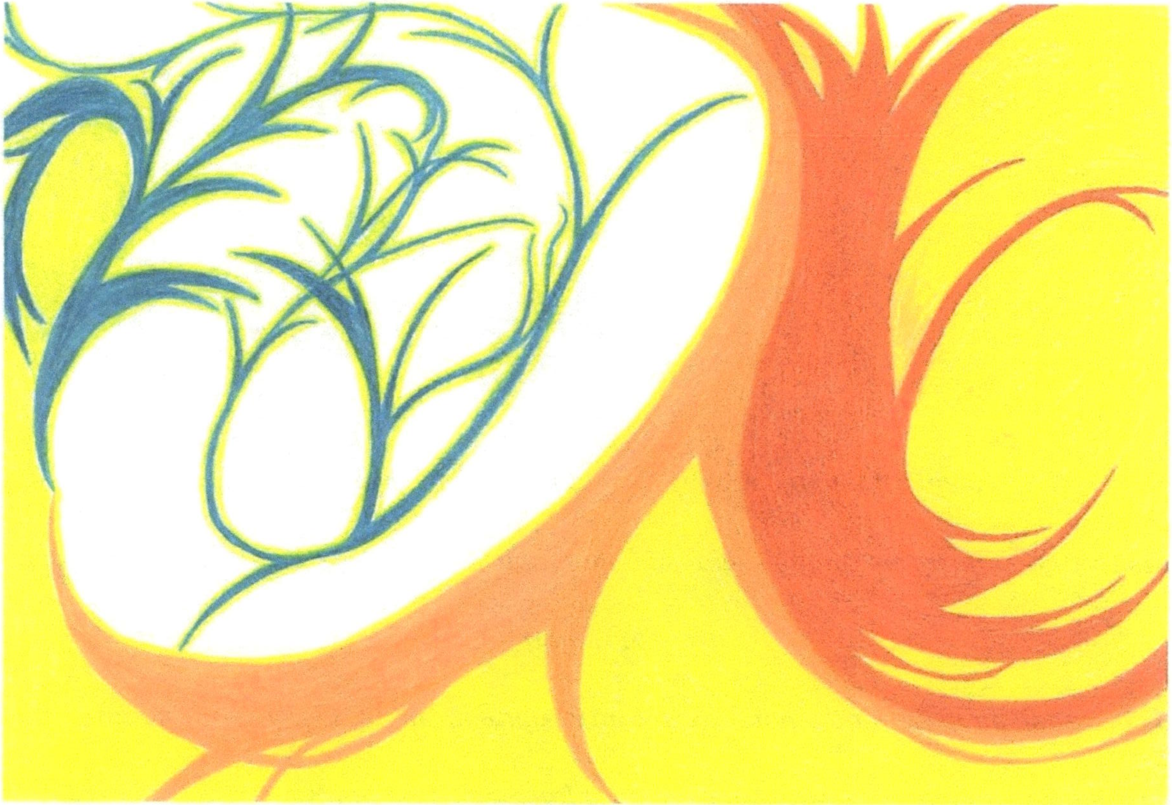

En empruntant cette voie sublime, vous découvrirez que vous n'attendez aucune appréciation extérieure. Et là, en conscience, une nouvelle compréhension de votre Etre se fera, et vous accueillerez enfin l'extraordinaire potentiel créateur du guérisseur qui sommeille en vous et ne demande qu'à vous honorer !

« La créativité est un acte spirituel dans lequel une personne s'oublie, sort d'elle-même dans l'acte créateur, absorbée qu'elle est par sa tâche. » Nikolaï Berdiaev.

Je souhaite ardemment que cette proposition de méditation en couleurs vous apporte de merveilleux moments de joie enfantine et de découvertes inattendues.

Laissez le temps suspendre sa course ...

Que le meilleur Vous inspire, que le meilleur Nous inspire, toujours en Tout !

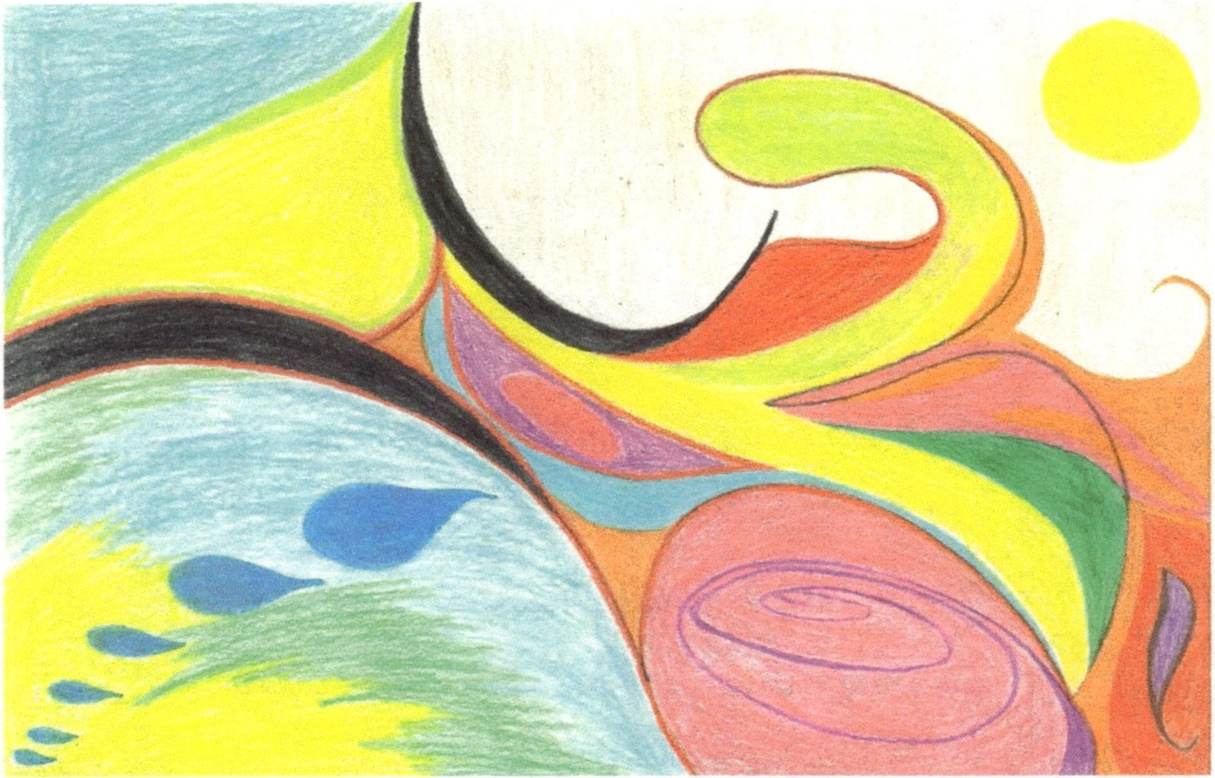

APPRECIATIONS DE LA

MEDITECOOLHEURE

Je vous invite à tourner autour de quelques-unes de mes histoires en couleurs, vous verrez combien elles peuvent se transformer et peut-être même vous transformer ... Amusez-vous !

Maintenant c'est à vous.

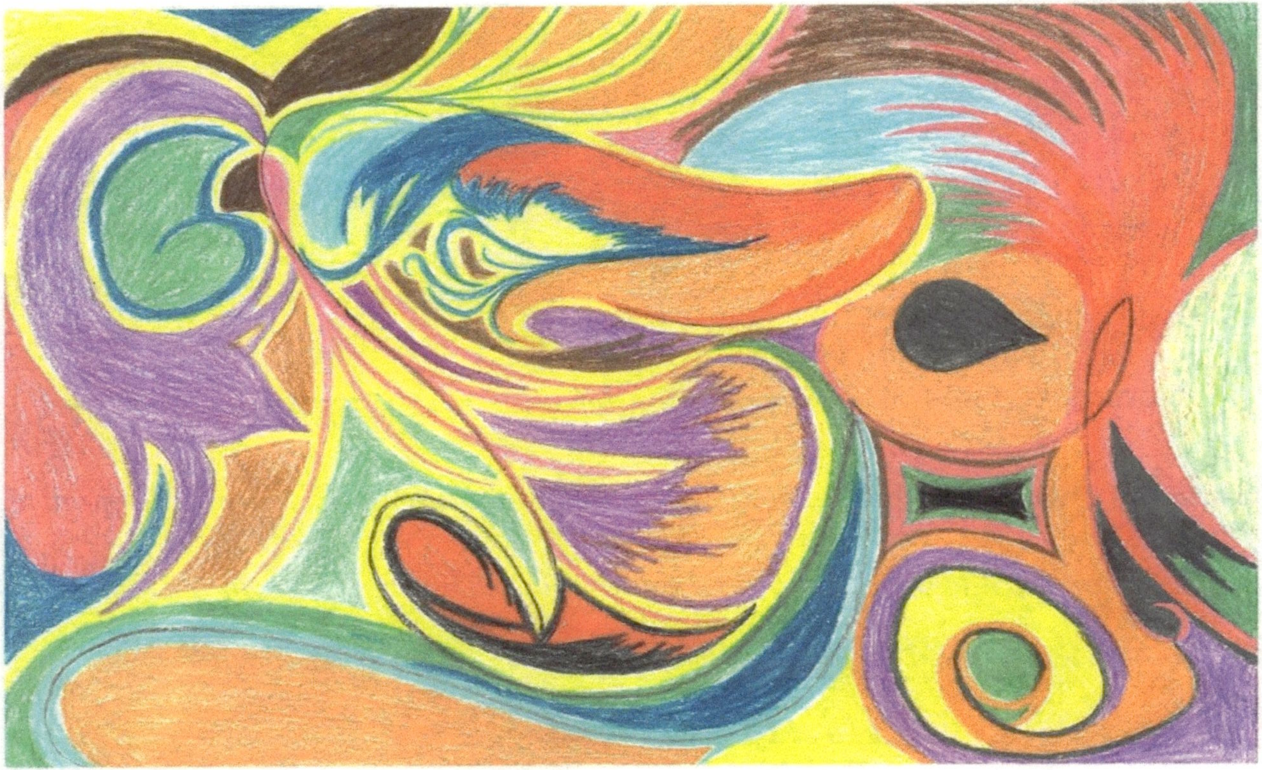

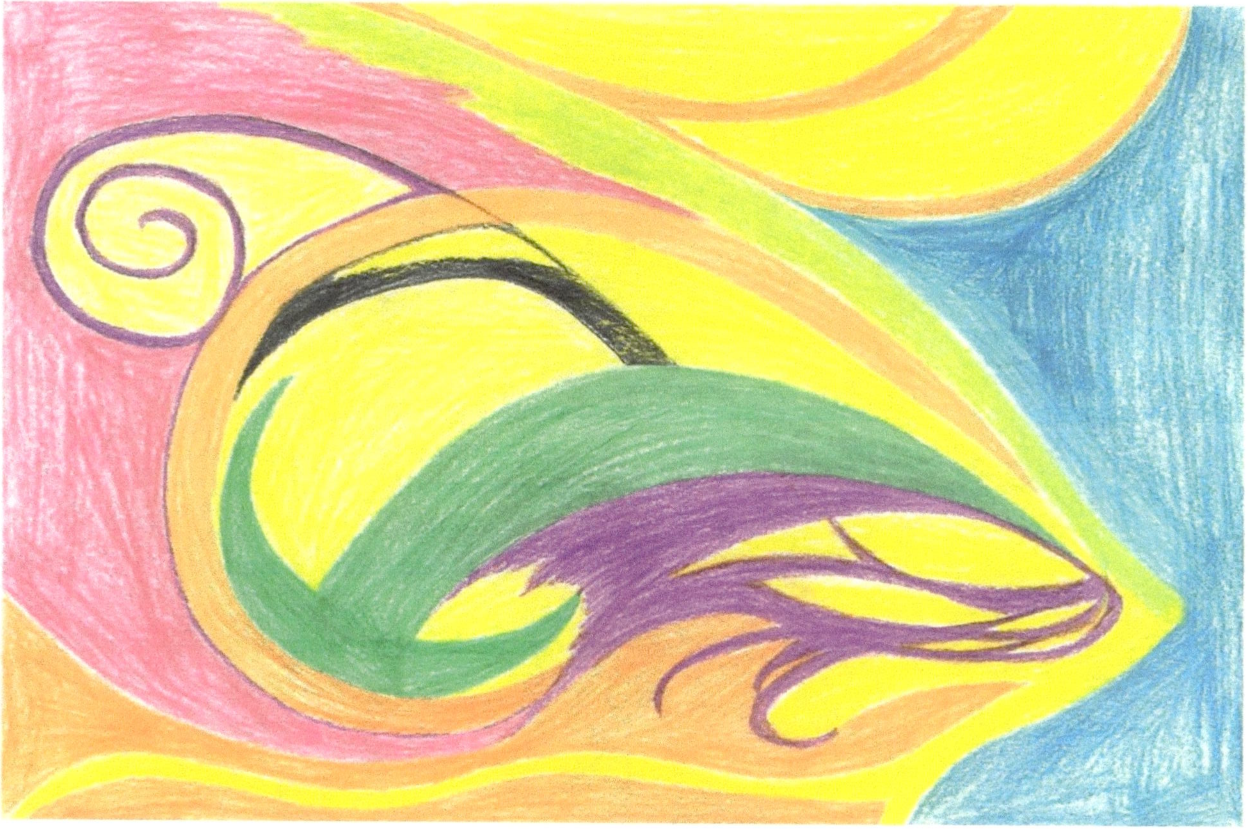

FSC
www.fsc.org
MIX
Papier | Fördert
gute Waldnutzung
FSC® C083411

Kolibri 360 GmbH
Ferdinand-Jühlke-Straße 7
99095 Erfurt, Deutschland
produktsicherheit@kolibri360.de

Druck:
CPI Druckdienstleistungen GmbH
im Auftrag der
Kolibri 360 GmbH
Ferdinand-Jühlke-Str. 7
99095 Erfurt